FIV

Fertilización in vitro

Todo lo que necesitas saber

Dra. Sheila Harrison

Disclaimer

Este contenido no sustituye la consulta a un médico profesional, sino que le brinda un conocimiento justo sobre la enfermedad y le prepara para buscar asistencia médica lo antes posible si es necesario para evitar complicaciones. También debe tenerse en cuenta que el área de la ciencia médica es un campo en constante cambio y, debido a la naturaleza siempre cambiante y en constante desarrollo del conocimiento médico, le sugerimos que busque asesoramiento de expertos si detecta alguna discrepancia o decide tomar medidas en respuesta a la información. en este contenido. Nunca rechace el consejo médico de profesionales ni posponga el tratamiento debido a algo que haya leído en línea, adquirido a través de este material o cualquier otro recurso en línea.

Y recuerde que Internet no lo curará, pero Dios a través de los médicos sí lo hará.

Tabla de contenidos

Introducción

Para muchas personas y parejas, ser padres es una ambición muy personal y preciada. Sin embargo, este viaje puede ser difícil y desgarrador para las personas que luchan contra la infertilidad. En tales circunstancias, la fertilización in vitro (FIV) surge como un rayo de esperanza. El campo de la medicina reproductiva ha vivido una revolución gracias a este innovador método médico.

Abre una ruta hacia la concepción que antes se pensaba imposible. Profundizaremos en el complejo mundo de la FIV en esta guía exhaustiva, que cubrirá su papel fundamental para vencer la infertilidad y lograr el sueño del embarazo. Desglosamos el proceso de FIV paso a paso, ilustrando cómo cada etapa contribuye al objetivo final de crear un embarazo de FIV exitoso. Esto incluye las primeras fases de estimulación de la ovulación, así como la delicada transferencia de embriones.

Sección 1

FIV significa fertilización in vitro.

La FIV (fertilización in vitro) es un tipo de tratamiento de fertilidad en el que los óvulos se combinan con los espermatozoides fuera del cuerpo en un laboratorio. Es un método utilizado por personas que necesitan ayuda para lograr el embarazo. La FIV implica muchos pasos complejos y es una forma eficaz de tecnología de reproducción asistida (ART).

Una de las formas más innovadoras de Tecnología de

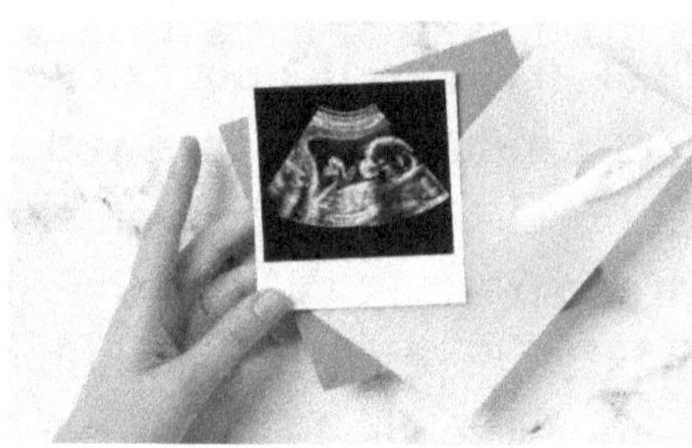

Reproducción Asistida (TRA) es la fertilización in vitro (FIV). Brinda a personas y parejas la capacidad de concebir fuera de los límites del cuerpo humano. A diferencia de la concepción normal, la FIV crea vida en un laboratorio. La fusión de espermatozoides y óvulos tiene lugar en un ambiente controlado durante este complejo proceso. Permite que la fertilización se realice externamente. Antes de transferir suavemente los embriones resultantes al útero, el médico los observa atentamente y evalúa su viabilidad. La FIV ha ido más allá de las limitaciones de la infertilidad y ahora es un salvavidas para quienes luchan por concebir un hijo.

¿Qué papel juega la FIV en el tratamiento de la infertilidad y por qué se realiza?

La infertilidad, un tema difícil y emocionalmente tenso, puede tener muchas causas. Pueden ser enfermedades, problemas hormonales o tendencias hereditarias. La FIV es un rayo de esperanza para las personas solteras y las parejas que tienen problemas para quedar embarazadas. Cuando otros tratamientos reproductivos no han funcionado, este método ha tenido mucho éxito.

Las personas eligen la FIV por muchas razones, entre ellas esterilidad, problemas o cuando uno de los socios tiene una condición de salud existente. Algunas personas probarán la FIV después de que otros métodos de fertilidad hayan fallado o si se encuentran en una situación difícil.edad materna avanzada. La FIV también es una opción reproductiva para parejas del mismo sexo o personas que desean tener un bebé sin pareja.

La FIV es una opción si usted o su pareja tienen:

- Trompas de Falopio bloqueadas o dañadas.
- endometriosis.
- Recuento bajo de espermatozoides u otras alteraciones de los espermatozoides.
- Síndrome de Ovario poliquístico (SOP) u otras afecciones ováricas.

- Fibras uterinas.

- Problemas con su útero.

- Riesgo de transmitir una enfermedad o trastorno genético.

- inexplicable esterilidad.

- Está utilizando una donante de óvulos o una madre sustituta gestacional.

Endometriosis

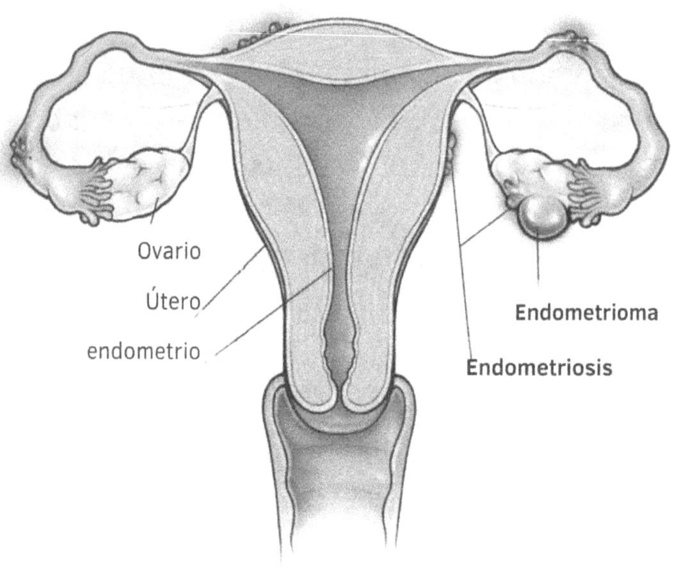

Sección 2

Procedimiento de FIV paso a paso

Los pasos del procedimiento de FIV están meticulosamente planificados. Para tener un embarazo exitoso mediante FIV, cada paso es crucial. Exploremos el proceso de FIV paso a paso, navegando por las complejidades de cada etapa:

Paso 1: Pastillas anticonceptivas o estrógeno

Antes de comenzar el tratamiento de FIV, su proveedor de atención médica puede recetar pastillas anticonceptivas estrógeno. Esto se utiliza para detener el desarrollo de quistes en los ovarios y controlar el momento de su ciclo menstrual. Le permite a su proveedor de atención médica controlar su tratamiento y maximizar la cantidad de óvulos maduros durante el procedimiento de extracción de óvulos. A algunas personas se les recetan píldoras anticonceptivas combinadas (estrógeno y progesterona), mientras que a otras solo se les administra estrógeno.

Paso 2:estimulación ovárica

Durante cada ciclo natural en una persona sana en edad reproductiva, cada mes comienza a madurar un grupo de óvulos. Normalmente, sólo un óvulo alcanza la madurez suficiente para ovular. Los huevos inmaduros restantes de ese grupo se desintegran.

Durante su ciclo de FIV, tomará medicamentos hormonales inyectables para estimular la maduración simultánea y completa de todo el grupo de óvulos de ese ciclo. Esto significa que, en lugar de tener un solo óvulo (como en un ciclo natural), es posible que tengas muchos óvulos. El tipo, la dosis y la frecuencia de los medicamentos recetados se adaptarán a usted como individuo según su historial médico, edad, nivel de AMH (hormona antimulleriana) y su respuesta a la estimulación ovárica durante ciclos de FIV anteriores.

Los otros pasos del proceso de estimulación ovárica incluyen:

- **Supervisión:** La respuesta de sus ovarios a los medicamentos es monitoreada por ultrasonidos y niveles de hormonas en la sangre. El monitoreo puede realizarse diariamente o cada pocos días durante dos semanas. La mayoría de las estimulaciones duran entre ocho y 14 días. En las citas de seguimiento, los proveedores de atención médica utilizan ultrasonidos para observar el útero y los ovarios. Los huevos en sí son demasiado pequeños para ser visibles con ultrasonido. Sin embargo, sus proveedores de atención médica medirán el tamaño y la cantidad de folículos ováricos en crecimiento. Los folículos son pequeños sacos dentro de los ovarios y cada uno debe contener un solo óvulo. El tamaño de cada folículo indica la madurez del óvulo que contiene. La mayoría de los folículos de más de 14 milímetros (mm) contienen un óvulo maduro. Es más probable que los óvulos contenidos dentro de folículos de menos de 14 mm sean inmaduros y no se fertilizan.

- **Disparo de gatillo:** Cuando sus óvulos estén listos para la maduración final (determinada por su ultrasonido y niveles hormonales), se aplica un "disparo de gatillo" para finalizar la maduración de sus óvulos en preparación para la recuperación de óvulos. Se le indicará que administre la inyección exactamente 36 horas antes de la hora programada de extracción de óvulos.

Paso 3: Recuperación de óvulos

- Su proveedor de atención médica utiliza una ecografía para guiar una aguja delgada hacia cada uno de los ovarios a través de la vagina. La aguja está conectada a un dispositivo de succión que se utiliza para extraer los óvulos de cada folículo.

- Los huevos se colocan en un plato que contiene una solución especial. Luego, la placa se coloca en una incubadora (ambiente controlado).

- Se utilizan medicamentos y sedación suave para reducir las molestias durante este procedimiento.

- La extracción de óvulos se realiza 36 horas después de la última inyección de hormonas, el "disparo desencadenante".

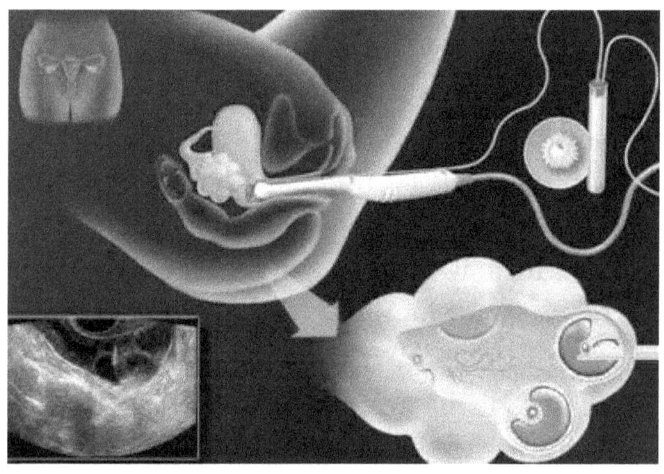

Etapa 4: Fertilización

La tarde después del procedimiento de extracción de óvulos, el embriólogo intentará fertilizar todos los óvulos maduros mediante una inyección intracitoplasmática de espermatozoides o ICSI. Esto significa que se inyectarán espermatozoides en cada óvulo maduro. A los óvulos inmaduros no se les puede realizar ICSI. Los óvulos inmaduros se colocarán en un plato con esperma y nutrientes. Los huevos inmaduros rara vez terminan su proceso de maduración en el plato. Si un óvulo inmaduro madura, los espermatozoides en el plato pueden intentar fertilizar el óvulo. En promedio, el 70% de los óvulos maduros se fertilizan. Por ejemplo, si se recuperan 10 óvulos maduros, se fertilizan unos siete. Si tiene éxito, el óvulo fertilizado se convertirá en un embrión. Si hay una cantidad excesiva de óvulos o no desea que todos los óvulos sean fertilizados, algunos óvulos pueden congelarse antes de la fertilización para su uso futuro.

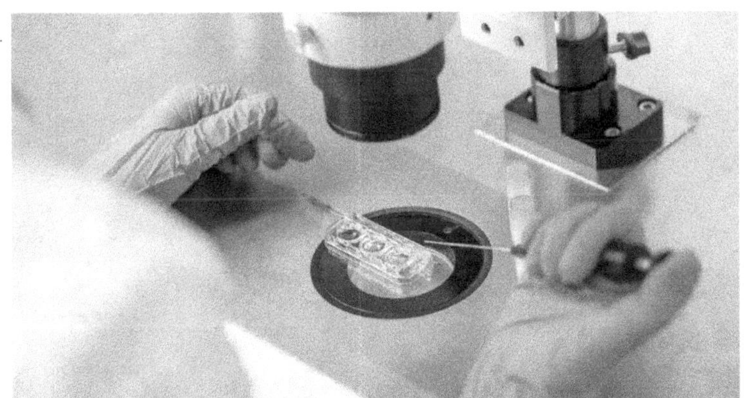

Paso 5: Desarrollo embrionario

Durante los próximos cinco a seis días, se controlará cuidadosamente el desarrollo de sus embriones.

Su embrión debe superar obstáculos importantes para convertirse en un embrión adecuado para ser transferido a su útero. En promedio, el 50% de los embriones fertilizados progresan a la etapa de blastocisto. Esta es la etapa más adecuada para la transferencia a su útero. Por ejemplo, si se fertilizan siete óvulos, tres o cuatro de ellos podrían desarrollarse hasta la etapa de blastocisto. El 50% restante normalmente no progresa y se descarta. Todos los embriones aptos para la transferencia se congelará el día cinco o seis de la fertilización para utilizarlos en futuras transferencias de embriones.

Desarrollo embrionario
DE LA OVULACIÓN A LA IMPLANTACIÓN

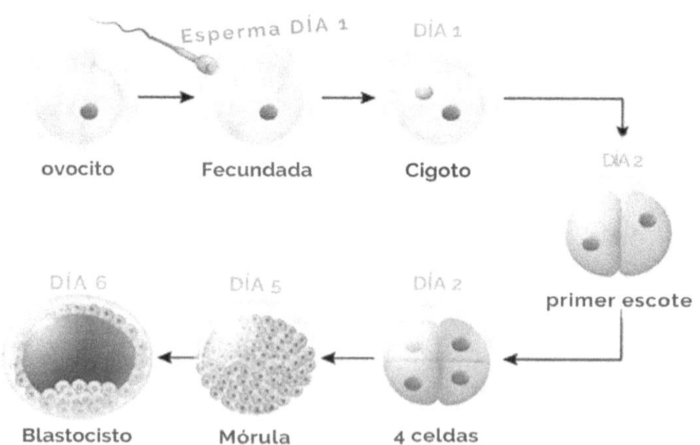

Paso 6: Transferencia de embrión

Hay dos tipos de transferencias de embriones: transferencia de embriones frescos y transferencia de embriones congelados. Su proveedor de atención médica puede analizar con usted el uso de embriones frescos o congelados y decidir qué es mejor en función de su situación particular. Tanto la transferencia de embriones congelados como la de embriones frescos siguen el mismo proceso de transferencia. La principal diferencia está implícita en el nombre.

Una transferencia de embriones frescos significa que su embrión se inserta en su útero entre tres y siete días después del procedimiento de extracción de óvulos. Este embrión no ha sido congelado y está "fresco".

Una transferencia de embriones congelados significa que los embriones congelados (de un ciclo de FIV anterior o de óvulos de donantes) se descongelan y se insertan en el útero. Esta es una práctica más común por razones logísticas y porque es más probable que este método dé como resultado un nacimiento vivo. Las transferencias de embriones congelados pueden ocurrir años después de la extracción y fertilización de los óvulos.

Como parte del primer paso en una transferencia de embriones congelados, tomará hormonas orales, inyectables, vaginales o transdérmicas para preparar su útero para aceptar un embrión. Por lo general, se trata de 14 a 21 días de medicación oral seguida de seis días de inyecciones. Por lo general, tendrá dos o tres citas durante este tiempo para controlar la preparación de su útero con una ecografía y medir sus niveles hormonales con un análisis de sangre. Cuando su útero esté listo, se le programará el procedimiento de transferencia de embriones.

El proceso es similar si utiliza embriones frescos, excepto que la transferencia de embriones se realiza entre tres y cinco días después de su extracción.

La transferencia de embriones es un procedimiento sencillo que no requiere anestesia. Se siente similar a un examen pélvico o una prueba de Papanicolaou. Se coloca un espéculo dentro de la vagina y se inserta un catéter delgado a través del cuello uterino hasta el útero. Una jeringa conectada al otro extremo del catéter contiene uno o más embriones. Los embriones se inyectan en el útero a través del catéter. El procedimiento suele tardar menos de 10 minutos.

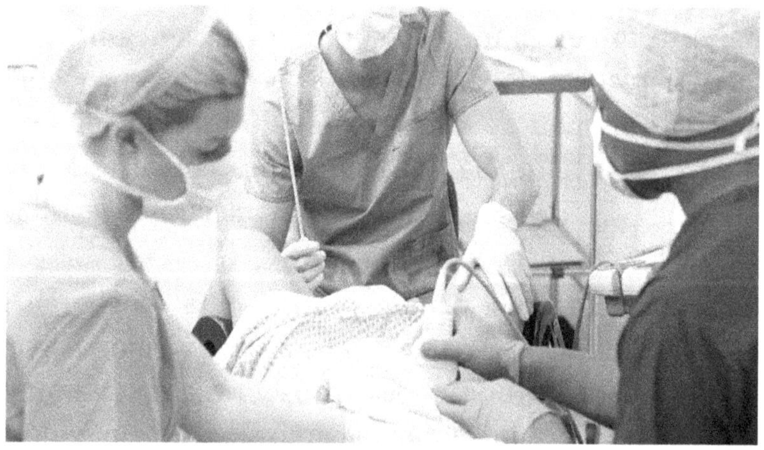

Paso 7: El embarazo

El embarazo ocurre cuando el embrión se implanta en el revestimiento del útero. Su proveedor de atención médica utilizará un análisis de sangre para determinar si está embarazada aproximadamente de nueve a 14 días después de la transferencia de embriones.

Si se utilizan óvulos de donantes, se toman los mismos pasos. La donante de óvulos completará la estimulación ovárica y la extracción de óvulos. Después de que se produce la fertilización, el embrión se transfiere a la persona que pretende llevar el embarazo (ya sea con o sin diversos medicamentos para la fertilidad).

Hay muchos factores a tener en cuenta antes de iniciar un tratamiento de FIV. Para comprender mejor el proceso de FIV y qué esperar, es importante consultar con su proveedor de atención médica.

Sección 3

¿Por qué es importante la etapa de transferencia de embriones en la FIV?

Una fase crucial en el procedimiento de fertilización in vitro (FIV) es la transferencia de embriones. Es el resultado de una preparación meticulosa, conocimientos médicos avanzados y las esperanzas de las parejas de tener un embarazo saludable. Durante esta fase, los profesionales médicos implantan embriones cuidadosamente cultivados en el útero de la mujer.

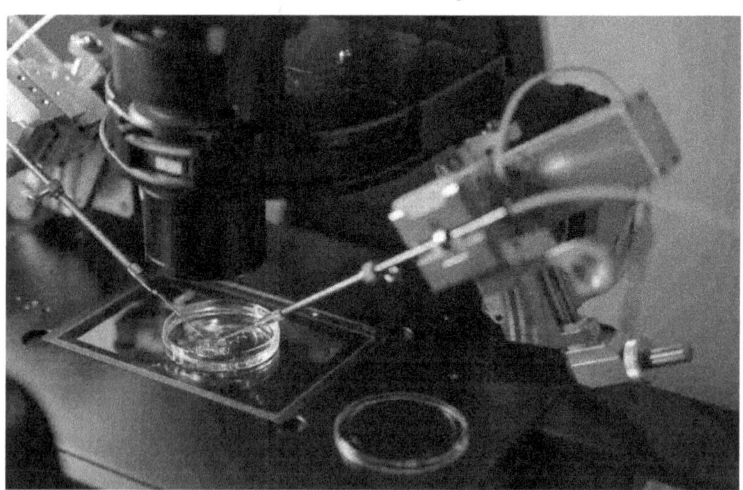

La importancia de una transferencia exitosa de embriones

Una transferencia de embriones eficaz es esencial para todo el proceso de FIV. Esto se debe al hecho de que tiene un gran impacto en la probabilidad de un embarazo exitoso. Los diligentes esfuerzos de las etapas anteriores han culminado en este momento. El resultado de un embarazo por FIV está muy influenciado por la calidad de los embriones seleccionados para la transferencia, la receptividad del revestimiento uterino y el momento de la transferencia.

Factores que influyen en el momento de la transferencia de embriones

Para aumentar la probabilidad de implantación, los especialistas organizan cuidadosamente el momento de la transferencia de embriones. Por lo general, ocurre unos días después de la extracción del óvulo. Como resultado, los embriones pueden progresar a la etapa de blastocisto, una etapa de desarrollo marcada por una mayor viabilidad. La fecha precisa está influenciada por variables que incluyen la edad de la paciente, la calidad de los embriones y la cantidad de embriones disponibles para transferir.

El arte y la ciencia de una transferencia de embriones exitosa

El proceso de transferencia de embriones exige tanto habilidad técnica como delicadeza artística. El experto en fertilidad inserta un pequeño catéter a través del cuello uterino hasta el útero bajo supervisión ecográfica. La idea es colocar los embriones de manera que aumenten las posibilidades de implantación y se reduzca el peligro de problemas.

En este punto, la experiencia del equipo médico es útil. En función de la anatomía y circunstancias particulares del paciente lo modifican en tiempo real. La probabilidad de un embarazo exitoso mediante FIV está muy influenciada por la delicadeza y precisión de la transferencia de embriones.

Sección 4

¿Cuándo se recomienda la FIV?

En una variedad de situaciones en las que parejas o individuos tienen problemas para concebir de forma natural, los médicos recomiendan la FIV (fertilización in vitro). Podrían sugerir en las siguientes circunstancias:

- **Esterilidad:** La FIV es a menudo Se recomienda cuando los métodos tradicionales de concepción, como el coito programado y la inseminación intrauterina (IIU), no han dado resultado. en un embarazo exitoso después de un período razonable de intento.

- **Trompas de Falopio bloqueadas:** Si las trompas de Falopio están bloqueadas o dañadas, impidiendo que los óvulos lleguen al útero, la FIV puede proporcionar una ruta alternativa para que se produzca la fertilización.

- **Infertilidad masculina:** En casos de infertilidad masculina, FIV puede ayudar inyectando espermatozoides directamente en los óvulos mediante ICSI (inyección intracitoplasmática de espermatozoides).

- **Infertilidad inexplicable:** Cuando la causa de la infertilidad no está clara, la FIV puede ofrecer una posibilidad de concepción exitosa monitoreando y controlando de cerca el proceso de fertilización en un ambiente controlado.

- **endometriosis:** Los médicos pueden recomendar la FIV para personas con endometriosis. Es una afección en la que un tejido similar al revestimiento del útero crece fuera del útero, lo que afecta la fertilidad.

- **Edad materna avanzada:** Las mujeres de edad materna avanzada, generalmente mayores de 35 años, pueden experimentar una disminución de la fertilidad debido a la disminución de la calidad de los óvulos. La FIV puede mejorar las posibilidades de concepción mediante el uso de óvulos más jóvenes y saludables.

- **Desórdenes genéticos:**Las parejas con antecedentes de trastornos genéticos pueden optar por la FIV con prueba genética preimplantacional (PGD) para detectar embriones en busca de anomalías genéticas antes de la implantación.

Sección 5

¿En qué escenarios puede fallar la FIV?

La terapia de infertilidad ha sido revolucionada por la FIV, que tiene un alto porcentaje de éxito. Sin embargo, es vital comprender que el embarazo no necesariamente es la consecuencia final. En los siguientes casos, la FIV puede fracasar:

- **Fallo de implantación:** Incluso si se transfieren embriones sanos, es posible que no logren implantarse en el revestimiento del útero., lo que lleva a un ciclo fallido.

- **Mala calidad de óvulos o espermatozoides:** La calidad de los óvulos y los espermatozoides puede afectar la fertilización y el desarrollo del embrión. potencialmente conducir a resultados fallidos.

- **Problemas de desarrollo embrionario:** A pesar de una fertilización exitosa, es posible que los embriones no se desarrollen como se esperaba, afectando su viabilidad para la implantación.

- **Edad y reserva ovárica:** La edad materna avanzada y la reserva ovárica disminuida pueden reducir las posibilidades de una FIV exitosa, a medida que disminuyen la calidad y cantidad de óvulos.

- **Condiciones médicas subyacentes:** Ciertas condiciones médicas, como el síndrome de ovario poliquístico (SOP) o anomalías uterinas pueden afectar el éxito de la FIV.

- **Factores de estilo de vida:** Factores como fumar, el consumo excesivo de alcohol y la obesidad pueden afectar negativamente el éxito de la FIV.

- **Anormalidades genéticas:** Los embriones pueden tener anomalías genéticas no detectadas que conducen a una implantación fallida o a la pérdida temprana del embarazo.

Otras razones incluyen

- Ovulación prematura.

- No se están desarrollando óvulos.

- Se están desarrollando demasiados huevos.

- El óvulo no es fertilizado por el espermatozoide.

- Calidad del esperma.

La FIV debe abordarse con expectativas realistas y un conocimiento profundo de los posibles resultados. Si bien la FIV puede ser un tratamiento muy exitoso para muchas personas, su eficacia está muy influenciada por las circunstancias y componentes únicos de cada paciente.

Su proveedor de atención médica podrá examinar cada paso del proceso con usted y determinar cómo avanzar mejor con tratamientos futuros.

Maneras de aumentando sus posibilidades de embarazo con FIV

Varios factores pueden determinar el éxito de la FIV: algunos están bajo su control y otros no. Estos factores incluyen:

- Edad.
- Altura y peso.
- Número de nacimientos anteriores.
- Número total de embarazos.
- Usando tus óvulos o óvulos de donante.
- Número de ciclos de FIV.
- Tasa de éxito de la clínica de fertilidad.
- Condiciones de salud.
- Tu causa de infertilidad.

Su proveedor de atención médica trabajará con usted para determinar cómo puede aumentar sus posibilidades de quedar embarazada mediante FIV según su situación e historial médico.

Tasa de éxito de la FIV por edad

Los datos recopilados en los EE. UU. se miden por extracción de óvulos, no por ciclo. El porcentaje promedio de nacidos vivos por extracción de óvulos en 2019 fue:

- Menores de 35 años: 46,7%
- 35 a 37 años: 34,2%
- 38 a 40 años: 21,6%
- 41 a 42 años: 10,6%
- 43 años y más: 3,2%

Sección 6

FIV – ¿Puede detener los trastornos hereditarios?

Pruebas genéticas previas a la implantación (PGT) se ha convertido en una tecnología pionera en el campo de la medicina reproductiva para mejorar el éxito y el bienestar de los embarazos por FIV. Antes de ser transferidos al útero, los embriones se someten a un PGT, lo que implica comprobar si existen mutaciones o anomalías genéticas. Este método innovador brinda a las personas y a las parejas el poder de elegir un embrión de manera informada. Como resultado, existe una probabilidad mucho menor de transmitir problemas genéticos hereditarios.

¿Cómo funciona el PGT?

PGT incluye tomar una pequeña muestra de células de embriones en etapa temprana que aún están en crecimiento. El descubrimiento de anomalías cromosómicas, enfermedades de un solo gen y otras alteraciones genéticas es posible sometiendo estas células a análisis genómicos sofisticados. PGT garantiza que sólo se seleccionen para la transferencia los embriones más sanos, lo que mejora la probabilidad de un embarazo exitoso mediante FIV al encontrar embriones libres de ciertos defectos genéticos.

Al utilizar PGT, ¿cómo se reducen los riesgos genéticos?

La capacidad del PGT para reducir el riesgo de problemas genéticos en embarazos por FIV es una de las ventajas más significativas de esta tecnología. Disminuye el estrés de varios tratamientos de FIV fallidos y abortos espontáneos tempranos. En circunstancias de edad materna avanzada, también ayuda a evitar el parto de un bebé sindrómico. Al elegir embriones que carecen de mutaciones genéticas particulares, las parejas portadoras de enfermedades hereditarias pueden reducir en gran medida la probabilidad de que estos problemas se transmitan a sus hijos. PGT permite a las personas tomar decisiones informadas sobre la salud genética de sus familias, lo que mejora el éxito general y el bienestar de los embarazos de FIV.

Sección 7

En FIV, ¿es posible la selección del género?

Sí, es posible seleccionar el sexo de su bebé durante la FIV. Antes de implantar su embrión en su útero, se pueden estudiar las células de su embrión (pruebas embrionarias) para detectar cromosomas masculinos o femeninos. Las parejas pueden optar por implantar sólo el sexo deseado y descartar los demás embriones. Este servicio es ilegal en muchos países fuera de Estados Unidos. Dentro de los Estados Unidos, no todos los consultorios o médicos brindan este servicio.

La llegada de la FIV ha traído nuevas posibilidades. Uno de ellos es la selección de género. La selección de género puede resultar particularmente atractiva en situaciones en las que el equilibrio familiar o consideraciones culturales específicas desempeñan un papel importante.

Es importante señalar que la selección de género es un tema que plantea cuestiones éticas y suscita opiniones diversas. La práctica puede verse influenciada por factores que van más allá de la necesidad médica, lo que requiere una consideración cuidadosa y una toma de decisiones responsable.

A diferencia de muchas naciones europeas, Estados Unidos no tiene regulaciones sobre el uso del diagnóstico genético preimplantacional (DGP), una técnica empleada durante algunos tratamientos de fertilidad para seleccionar embriones en función de sus genes. Como tal, el PGD puede y se utiliza para una variedad de propósitos controvertidos, incluida la selección del sexo, la selección de niños con discapacidades como la sordera y la selección de "hermanos salvadores" que pueden servir como donantes de tejidos para familiares enfermos. La falta de regulación, que se debe a características particulares del panorama político y económico de Estados Unidos, tiene implicaciones éticas y prácticas para los pacientes que buscan DGP en todo el mundo. Este artículo contrasta la ausencia de supervisión del PGD en Estados Unidos con las políticas de PGD existentes en Suiza, Italia, Francia y el Reino Unido. Se abordan las razones principales por las que el PGD no está regulado en los EE. UU., teniendo en cuenta factores como la financiación del tratamiento con tecnología de reproducción asistida y la proximidad del PGD al polémico debate sobre el aborto.

Se describen los obstáculos que habría que superar en EE.UU. para que el PGD esté regulado en el futuro. Luego, se analiza la importancia de la divergencia actual en la política de PGD para los pacientes de todo el mundo. Las diferencias regulatorias crean oportunidades para el turismo reproductivo, lo que resulta en desafíos legales, de salud y morales. El documento concluye con comentarios sobre la necesidad de que los responsables políticos de todo el mundo equilibren el respeto por los caracteres y las constituciones de sus países individuales con la apreciación de las necesidades de los pacientes infértiles en todo el mundo.

Si bien el PGT para la selección de género puede ser una herramienta poderosa para la planificación familiar, también plantea preocupaciones éticas. Los críticos sostienen que La selección de género puede perpetuar las preferencias y los desequilibrios basados en el género.. Es esencial abordar la selección de género con sensibilidad y considerar las implicaciones más amplias.

Sección 8
Embarazo FIV

El panorama del tratamiento de la infertilidad ha sido transformado por la fertilización in vitro (FIV), que ofrece posibilidades, esperanza y el cumplimiento de objetivos que antes eran imposibles. Las parejas que ingresan a esta emocionante etapa lo hacen en una ruta pavimentada con conocimientos médicos, una firme determinación y la esperanza de formar una familia.

El camino de un embarazo por FIV comienza con una mezcla de esperanza, ilusión y un poco de incertidumbre. Las personas y las parejas ahora ingresan al mundo del embarazo después de completar con éxito los pasos de la FIV, incluida la estimulación de la ovulación, la recuperación de óvulos, la fertilización, la selección de embriones y la delicada transferencia de embriones.

A lo largo de este período están presentes una variedad de emociones y, para muchos, marca un gran logro: la realización de un sueño que habían estado persiguiendo tenazmente. Las parejas que quedan embarazadas mediante FIV son más optimistas ya que esperan con ansias las posibilidades.

¿Cómo se puede ayudar y controlar un embarazo mediante FIV?

El seguimiento constante y la asistencia de especialistas médicos son esenciales durante todo el embarazo mediante FIV. Los controles prenatales, las ecografías y las evaluaciones de salud periódicas garantizan que la madre y el feto en crecimiento se desarrollen con normalidad. Estos exámenes ayudan a identificar posibles problemas antes de que se agraven, lo que permite una acción rápida y una atención individualizada.

El personal médico ofrece consejos sobre cómo llevar un estilo de vida saludable, elegir alimentos que nutrirán al feto en desarrollo y afrontar cualquier malestar que pueda surgir. Durante este tiempo, el apoyo emocional también es importante porque ser padre puede generar una variedad de emociones. Los grupos de apoyo, el asesoramiento y los materiales educativos para embarazos de FIV brindan consuelo, conexión y un entorno seguro para el intercambio de experiencias.

Conclusión

La FIV ha hecho una contribución significativa a la medicina moderna. Comenzó como un experimento pero desde entonces se ha convertido en un tratamiento revolucionario para quienes padecen infertilidad. Ha desmantelado obstáculos, creado nuevas oportunidades y brindado a los padres un camino hacia la crianza de los hijos que antes no creían que fuera factible.

Los avances en las ciencias reproductivas están ampliando las capacidades de la FIV y proporcionando nuevos enfoques a problemas que antes eran imposibles de resolver. El futuro de la FIV es brillante con mayores tasas de éxito, menores riesgos y mejores resultados gracias a formas innovadoras de nutrir embriones y mejores herramientas de pruebas genéticas.

Conclusión: A pesar de que la FIV puede tener ciertos peligros inherentes debido a sus complejos procesos, las mejoras en la tecnología y la práctica médica han aumentado considerablemente su seguridad. Los embarazos regulares y los de FIV conlleva cada uno una combinación única de peligros, y el nivel general de seguridad puede cambiar según las circunstancias. Para reducir los peligros en ambas situaciones, es esencial un seguimiento estricto, un tratamiento médico individualizado y el cumplimiento de las recomendaciones. Las parejas que estén pensando en la FIV deben hablar con sus médicos para tomar decisiones informadas que sean relevantes para sus requisitos y antecedentes médicos.

Sección 9

Preguntas frecuentes sobre FIV (fertilización in vitro)

¿Pueden las personas con diabetes someterse a una FIV?

Sí. Las personas con diabetes pueden considerar la FIV. Para aumentar la probabilidad de un embarazo saludable después de la FIV, se deben controlar cuidadosamente los niveles de azúcar en sangre antes y durante el procedimiento. Generalmente se sugiere esperar hasta que su diabetes esté adecuadamente controlada y cualquier otra condición de salud haya sido atendida. Este plazo podría oscilar entre dos y seis meses. Su experto en fertilidad puede recomendarle hablar con un especialista en diabetes y endocrinología para obtener asesoramiento.

¿Cómo influyen las enfermedades cardíacas en el tratamiento de FIV?

Las mujeres con enfermedades cardíacas pueden someterse a una FIV, dependiendo de la gravedad de su enfermedad cardíaca. Esto se debe a que las enfermedades cardíacas pueden afectar la capacidad de transportar una el embarazo a término. Las investigaciones sugieren que se ha informado que la hipertensión gestacional y la preeclampsia aumenta durante los embarazos de FIV. Por lo tanto, las mujeres con enfermedades cardíacas deben hablar con sus médicos sobre sus circunstancias individuales y si la FIV es una opción segura para ellas.

¿Cómo afecta el colesterol alto al éxito de la FIV?

El colesterol juega un papel importante en la reproducción.Colesterol alto podría afectar la circulación sanguínea y la calidad del óvulo. Si bien ciertas investigaciones sugieren un impacto potencial de los niveles de colesterol y lípidos en el embarazo entre las parejas que intentan concebir, su influencia en los resultados de la fertilización in vitro (FIV) sigue siendo incierta. Mantener niveles saludables de colesterol mediante cambios en el estilo de vida podría mejorar potencialmente los resultados de la FIV.

¿Es la FIV una opción viable para personas con problemas renales?

Las mujeres con enfermedad renal pueden someterse a una FIV, según la gravedad de su enfermedad renal. Sin embargo, la enfermedad renal puede afectar la producción de óvulos y la capacidad de transportar el embarazo a término. Se puede considerar la FIV para personas con problemas renales, pero la monitorización cuidadosa y la consulta con especialistas médicos son esenciales para abordar posibles desafíos y garantizar un procedimiento seguro.

¿Es segura la FIV para personas con problemas hepáticos?

En algunos casos, la FIV puede funcionar para mujeres con ovarios de baja respuesta (LRSF). Pero es importante que los pacientes sepan que podría haber mayores posibilidades de sufrir ciertos riesgos, como sobreestimulación, quistes ováricos y que el bebé nazca antes de lo esperado. En conclusión, se puede considerar la FIV para personas con enfermedades hepáticas, pero una evaluación médica exhaustiva es crucial para evaluar los riesgos y garantizar la seguridad.

¿Es la FIV más riesgosa que el embarazo normal?

La FIV puede ser más riesgosa que un embarazo normal en ciertos aspectos debido a sus complejos procedimientos como inyecciones de hormonas, extracción de óvulos y transferencia de embriones, que pueden provocar problemas como el síndrome de hiperestimulación ovárica, embarazos múltiples y embarazos ectópicos. Sin embargo, la FIV ha evolucionado con protocolos de seguridad mejorados. La atención prenatal y el estilo de vida saludable minimizan los riesgos tanto en la FIV como en los embarazos naturales.

¿De quién es el esperma que se utiliza en la FIV?

En la FIV, el esperma proviene de la pareja masculina o de un donante. El esperma de un donante es una opción cuando el esperma de la pareja masculina es de mala calidad o está ausente. Los donantes se someten a rigurosos exámenes de salud y viabilidad genética.

Técnicas como ICSI permiten la fertilización con espermatozoides comprometidos, mientras que en casos graves se puede considerar la donación de esperma o la extracción testicular. La FIV ofrece esperanza para la infertilidad, adaptándose a las circunstancias y necesidades individuales.

¿Es la FIV más riesgosa que el embarazo normal?

La FIV puede ser más riesgosa que un embarazo normal en ciertos aspectos debido a sus complejos procedimientos como inyecciones de hormonas, extracción de óvulos y transferencia de embriones, que pueden provocar problemas como el síndrome de hiperestimulación ovárica, embarazos múltiples y embarazos ectópicos. Sin embargo, la FIV ha evolucionado con protocolos de seguridad mejorados. La atención prenatal y el estilo de vida saludable minimizan los riesgos tanto en la FIV como en los embarazos naturales.

En los últimos años, la fertilización in vitro (FIV) se ha convertido en una opción viable para las parejas que luchan contra la infertilidad. Si bien la FIV ofrece a muchas la esperanza de ser padres, surgen varias preocupaciones sobre su seguridad en comparación con el embarazo normal. Evaluar los riesgos asociados con la FIV y comprender cómo se comparan con los de un embarazo normal es crucial para tomar decisiones informadas. Este artículo explora si la FIV es más riesgosa que un embarazo normal y las formas de medir y minimizar esos riesgos.

¿Es la FIV más riesgosa que el embarazo normal?

A veces. La FIV puede ser un poco arriesgada. La FIV implica procedimientos médicos complejos, que incluyen inyecciones de hormonas, extracción de óvulos y transferencia de embriones. Como tal, puede conllevar ciertos riesgos que no se presentan en el embarazo espontáneo. Estos riesgos pueden incluir síndrome de hiperestimulación ovárica, embarazos múltiples y embarazos ectópicos. Además, existe el riesgo de que los bebés nazcan antes de tiempo. Sin embargo, la FIV ha evolucionado significativamente a lo largo de los años y los avances han llevado a protocolos de seguridad mejorados.

¿Cómo se miden los riesgos de la FIV?

Los riesgos asociados con la FIV y el embarazo regular se miden a través de diversos medios. Estos incluyen análisis estadísticos de grandes conjuntos de datos y ensayos clínicos. Los investigadores comparan resultados como complicaciones maternas y neonatales, defectos de nacimiento e implicaciones para la salud a largo plazo tanto para los embarazos concebidos mediante FIV como para los embarazos concebidos de forma natural. Estos análisis ayudan a proporcionar una comprensión integral de los riesgos potenciales.

¿Cómo se minimizan los riesgos de la FIV?

En la FIV, la mitigación de riesgos comienza con una cuidadosa selección y asesoramiento de las pacientes. Los profesionales médicos evalúan los factores de salud individuales y recomiendan tratamientos adecuados para minimizar los riesgos potenciales. Por ejemplo, se puede controlar el número de embriones transferidos para reducir la probabilidad de embarazos múltiples. Además, los avances en las técnicas de detección de embriones también ayudan a seleccionar los embriones más sanos para la transferencia, disminuyendo así el riesgo de defectos de nacimiento.

De manera similar, en los embarazos regulares, la atención prenatal desempeña un papel fundamental en la reducción del riesgo. Los controles periódicos, una nutrición adecuada y la detección temprana de cualquier complicación contribuyen a un embarazo más saludable. Los factores del estilo de vida, como evitar fumar y beber alcohol, también desempeñan un papel fundamental a la hora de minimizar los riesgos durante el embarazo.